Michael Elies, Annette Kerckhoff

Naturheilkunde im Büro

Naturheilkunde im Büro

Mit zahlreichen Tipps für das Home-Office

Michael Elies, Annette Kerckhoff

KVC|VERLAG

KVC Verlag
NATUR UND MEDIZIN e. V.
Am Deimelsberg 36, 45276 Essen
Tel.: (0201) 56305 70
Fax: (0201) 56305 60
www.kvc-verlag.de

Elies, Michael, Kerckhoff, Annette
Naturheilkunde im Büro – Mit zahlreichen Tipps für das Home-Office

Wichtiger Hinweis: Für Angaben über Dosierungsanweisungen und Applikationsformen kann vom Verlag keine Gewähr übernommen werden. Jede Dosierung oder Applikation erfolgt auf eigene Gefahr des Benutzers.

ISBN 978-3-96562-061-2
© KVC Verlag – NATUR UND MEDIZIN e. V., Essen 2022
© Kathrin Borhof (Illustrationen)

Gestaltung: eye-d Designbüro, Essen
Druck: Margreff Druck, Essen

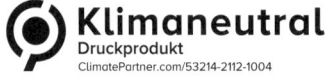

Klimaneutral
Druckprodukt
ClimatePartner.com/53214-2112-1004

Inhalt

Einleitung

Regelmäßige Bewegung, gesunde Ernährung, ausreichend Schlaf – eigentlich wissen wir alle, was für unsere Gesundheit gut ist. Die Empfehlungen im Alltag umzusetzen, steht allerdings auf einem ganz anderen Blatt. Wenn der Beruf viel Zeit und Energie fordert, das Telefon ständig klingelt, das Mittagessen aus der Kantine kaum Nährstoffe enthält, die Arbeitsstelle am besten mit dem Auto und nicht ohne Stau zu erreichen ist, dann haben Gesundheitsapostel leicht reden.

Nicht wenige Menschen haben sich über Jahre für den Job angestrengt, ja verausgabt, dadurch Raubbau an der eigenen Gesundheit getrieben und entsprechend im Alter mit berufs- oder stressbedingten Erkrankungen zu kämpfen. Dann ist guter Rat teuer. Was können wir also tun, um es gar nicht erst so weit kommen zu lassen? Wie können wir unsere Gesundheit erhalten und pflegen – auch unter ganz normalen Berufsbedingungen und -umständen?

Im folgenden Text sollen allgemeine und praktikable Tipps gegeben werden, die an den unterschiedlichsten Arbeitsplätzen durchgeführt werden können, auch von all denjenigen, die nicht zu den „Gesundheitsfreaks" zählen.

Die Empfehlungen im ersten Teil bilden das Fundament für einen gesunden Alltag. Danach geht es um praktische Tipps für den typischen Berufsalltag und gegen die Fallstricke des Home-Office.

Mit ein wenig Kreativität und Disziplin können Sie damit ohne zu großen Aufwand jeden Tag eine Menge für Ihre Gesundheit tun.

Die Grundlagen des gesunden Alltags

Alles im Lot? Die Gesundheitswaage

Es gibt viele Vorstellungen davon, was unter „Gesundheit" zu verstehen ist. Da unsere Gesundheit aber nicht von großen Theorien oder hohen Ansprüchen gefördert wird, möchten wir ganz bescheiden an das Thema herangehen: Wünschenswert wäre zunächst, wenn Sie im Alltag einen Ausgleich zwischen Belastungen und Entlastungen hinbekommen. Dies ist im Grunde das erste und eigentlich wichtigste Thema.

Stellen Sie sich zu diesem Zweck eine Waage vor. Auf der linken Waagschale liegt all das, was Ihnen Kraft und Energie gibt und guttun kann (Plus-Seite): Ein Haferbrei zum Frühstück, eine Entspannungsübung, mit dem Fahrrad zu Arbeit fahren ... Auf die rechte Waagschale legen Sie all das, was Ihre Gesundheit belastet (Minus-Seite). Dazu zählen Fastfood ebenso wie Dauerstress oder wenig Bewegung. Hier eine Balance zu erzielen, ist angesichts der vielen Belastungen und Anforderungen des heutigen Lebens das wichtigste Ziel.

Auf den folgenden Seiten werden wir Ihnen einige Tipps geben, wie Sie die Plus-Seite der Waage füllen können.

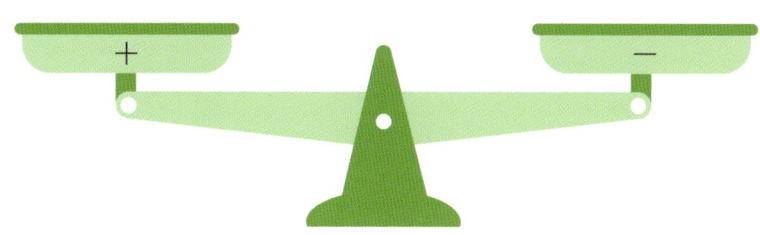

Schaffen Sie Ausgleich: Versuchen Sie, so viel Energie zu tanken, wie Sie verbrauchen – und vermeiden Sie einseitige Belastungen, soweit es geht.

Auf die Qualität kommt es an

Eine wichtige Grundlage für Gesundheit und Energie sind unsere Nahrungsmittel. Achten Sie auf deren Qualität. Kaufen Sie frisches Obst und Gemüse – auf dem Wochenmarkt, im Bioladen, im Hofladen. Kaufen Sie – wenn überhaupt – Fertiggerichte in einer Bio-Version ohne Zusatzstoffe. Versuchen Sie auch, etwas über die Qualität des Leitungswassers zu erfahren. Auskunft darüber können Sie beim örtlichen Anbieter erfragen.

Aber zurück zu dem Bild der Waage: Wie findet man denn nun heraus, was auf die eine oder andere Seite gehört? Als allgemeine Regel kann man festhalten: Frische und hochwertige Lebensmittel versorgen uns mit lebenswichtigen Vitaminen und Nährstoffen. Fastfood und Fertiggerichte mit in der Regel zu viel Fett und Kohlenhydraten dagegen liefern zu wenig Nährstoffe und verbrauchen bei der Verdauung gleich noch ein paar körpereigene Reserven mit.

So kann unsere Ernährung uns nützen oder schaden, und die Qualität der Lebensmittel lässt sich unschwer als Gradmesser dafür verstehen.

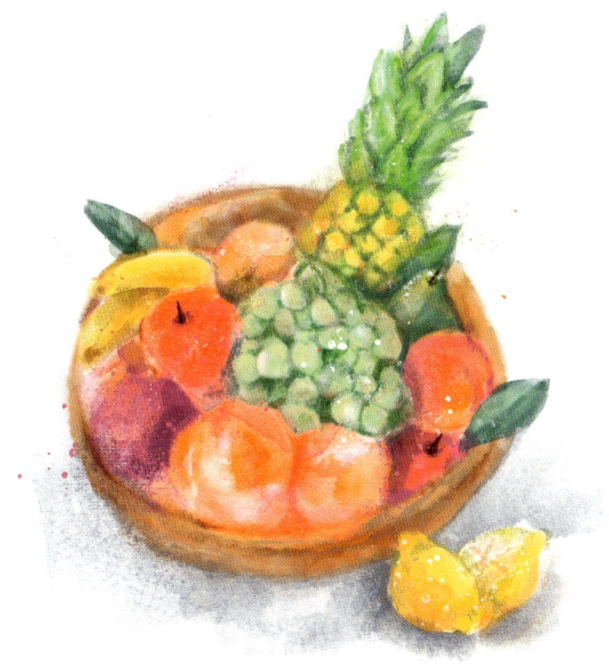

Achten Sie auf die Qualität der Lebensmittel. Kaufen und essen Sie reichlich frisches Obst und Gemüse.

Alles in Maßen

Kaffee, Wein, Süßes und andere Genussmittel gehören zum Leben. Um die Waage im Lot zu halten, kommt es allerdings auf die Menge an, denn Genussmittel können in geringer Menge die Lebensqualität erhöhen, in größerer Menge aber deutlich schaden. Beispiel Schokolade: Dunkle Schokolade zählt zu den blutdrucksenkenden „Superfoods".

Empfohlen werden bis zu 10 Gramm Schokolade am Tag, also eine Rippe. Wer jedoch täglich eine Tafel Schokolade verdrückt, übertreibt. Auch Kaffee ist für viele eine echter Genuss. Hoher Kaffeekonsum ist allerdings nicht empfehlenswert und zeichnet eher das Bild eines ebenso müden wie gestressten Großstadtbürgers, der morgens nicht ohne zwei Tassen Kaffee aus dem Bett kommt und abends noch einmal Kaffee aufbrüht, um die letzten Aufgaben zu erledigen.

Die Erkenntnis, dass es auf die Menge ankommt, ist nicht neu. Bereits Paracelsus, der geniale Wanderarzt des 16. Jahrhunderts, prägte den berühmt gewordenen Ausspruch: „Sola dosis facit venenum – Allein die Menge macht, ob etwas ein Gift ist". In geringer Dosierung können Genussmittel die Lebensqualität erhöhen – und „weggesteckt" werden.

Ein anderer Aspekt: Sie können ausgleichend tätig werden. Hat man zu tief ins Glas geschaut, vertreibt ein Dauerlauf oder ein langer Spaziergang am nächsten Morgen den Kater. Nach einem opulenten Mahl kann man auch mal einen Obst- oder Reistag einlegen. Nach diesem Prinzip verfährt übrigens auch das Intervallfasten.

Genussmittel wie Alkohol, aber auch Zucker oder Kaffee sollten nur in geringen Mengen verzehrt werden. Genießen Sie alles in Maßen.

Was tut mir gut? Was schadet mir?

Die Qualität unserer Lebensmittel ist wichtig, und genauso wichtig ist es, darauf zu achten, was uns in allen möglichen Lebensbereichen guttut oder schadet. Finden Sie heraus, wie Sie am besten auftanken können oder was Sie besonders stresst. Es geht nicht um allgemein gültige Maßnahmen, sondern um Ihre subjektive Befindlichkeit.

Nehmen wir wieder das Beispiel Ernährung. Gerne werden Ernährungsrichtlinien pauschal abgegeben. Und dann muss man feststellen, dass man sich zwar „gesund" ernährt, z. B. mit unverarbeiteten Vollkornprodukten, Nüssen oder Obst, diese aber gar nicht gut verträgt. Versuchen Sie es dann erstmal mit sehr fein gemahlenen Vollkornprodukten, oder erhöhen Sie den Anteil an Obst und Gemüse, um die nötigen Ballaststoffe aufzunehmen.

Wir sind alle unterschiedlich, haben unterschiedliche Konstitutionen. Dies bezieht sich auf unser äußeres Erscheinungsbild ebenso wie auf das Nervenkostüm, die Verdauung oder die Erkrankungsneigung. Manche joggen 5 Kilometer, um sich wohlzufühlen, andere gehen lieber eine halbe Stunde spazieren. Für die einen ist ein kurzer Mittagsschlaf erholsam, die anderen schauen lieber 10 Minuten aus dem Fenster und lassen die Gedanken fliegen. Manche Menschen neigen zu Gelenkerkrankungen, andere zu Entzündungen, wieder andere zu Allergien. Dies gilt für zahlreiche Bereiche des Lebens: Sport, Schlaf, Erholung usw.

Für den Alltag bedeutet das: Achten Sie ungeachtet dessen, was andere Menschen berichten und was in Standardempfehlungen angegeben wird, auf Ihre ganz individuelle Veranlagung, und finden Sie heraus, was Ihnen selbst guttut oder nicht bekommt. Das geht natürlich besonders gut, wenn Sie sich achtsam darauf konzentrieren, sich also zum Beispiel beim Essen nicht durch andere Dinge ablenken lassen.

Finden Sie heraus, was Ihnen persönlich guttut und was Ihnen nicht bekommt. Achten Sie auf Ihre individuelle Befindlichkeit.

Als kleine Zwischenbilanz können Sie die folgenden Spalten ausfüllen. Stellen Sie sich vor, dass es die Waagschalen aus dem ersten Kapitel sind. Auf der einen Seite: Was tut Ihnen gut, womit fördern Sie

Wohlbefinden und Gesundheit? Und auf der anderen Seite: Was belastet Sie, Ihr Wohlbefinden und Ihre Gesundheit?

Zwischenbilanz
(Ernährung, Bewegung, Schlaf, Erholung …)

Was mir guttut:	Was mir nicht guttut:

Wie sieht es mit der Balance der Waage aus? Können Sie etwas von der Belastungsseite weglassen, um die Waage wieder ins Lot zu bringen?

Die Grundpfeiler der Gesundheit

Eben haben Sie vielleicht die Spalten Ihrer persönlichen Zwischenbilanz ausgefüllt. Dazu hier ein paar weitere Informationen.

Will man seine persönliche Gesundheitsbilanz ermitteln, dann bieten sich die „Grundpfeiler der Gesundheit" an: Ernährung, Verdauung, Schlaf und Bewegung.

Ernährung

Folgende Grundempfehlungen helfen bei einer gesunden Ernährung:
- Wer täglich Obst und Gemüse isst und hochwertige Lebensmittel zu sich nimmt, kann schon einmal ein großes Plus für sich verbuchen.
- Gesäuerte Milchprodukte, also Joghurt, Quark, Dickmilch, gelten als gesünder im Vergleich zu „normaler" Milch.
- Falls Sie Fleisch essen: Greifen Sie eher zu (Bio-) Geflügel als zu Rind oder Schwein.
- Hülsenfrüchte und Nüsse sind gute pflanzliche Eiweißquellen.
- Milchsauer vergorene und eingelegte Lebensmittel (Sauerkraut, Oliven) sind sehr gesunde Snacks.
- Der tägliche Löffel Leinöl versorgt Sie gut mit Omega-3-Fettsäuren.
- Günstig ist es, täglich nicht mehr als drei Tassen Kaffee zu trinken, maximal 1 Glas Wein oder Bier, möglichst viel Wasser, verdünnte (!) Obstsäfte oder Kräutertees.

Auf die andere, belastende Seite unserer Waage kommt eine Ernährung, die reich an Fertigprodukten mit Zusatzstoffen, Weißmehl, Zucker und gehärteten Fetten (z. B. in Chips und frittierten Lebensmitteln) ist.

Verdauung

Die Vertreter der Naturheilkunde wissen: Eine schlechte Verdauung führt nicht nur zu Bauchbeschwerden, sondern auch zu Vergiftungserscheinungen, Hauterkrankungen und sogar Allergien. Außerdem können Störungen im Verdauungstrakt Entzündungen im Bindegewebe, im Gefäßsystem oder in der Muskulatur auslösen und so auch den Bewegungsapparat beeinträchtigen. Neueren Untersuchungen zufolge hängt die Verdauungsleistung sogar eng mit dem Nervensystem zusammen (sogenanntes Bauchhirn), was die alte Volksweisheit „voller Bauch studiert nicht gern" eindrucksvoll bestätigt.

Der Verdauungstrakt bzw. die Verdauungsleistung ist also eine wichtige Grundlage unserer Gesundheit. Medizinisch betrachtet ist eine Darmentleerung übrigens zwischen dreimal täglich und dreimal wöchentlich normal.

Für eine gute Verdauung ist es wichtig, viel zu trinken und ballaststoffreiche Lebensmittel zu essen. Diese Stoffe sind reichlich in Gemüse und Vollkorn enthalten. Wenn es mit dem Stuhlgang hapert, kann man auch morgens auf nüchternen Magen ein Glas lauwarmes Wasser trinken oder Leinsamen mit viel Flüssigkeit einnehmen. Leinsamen haben in der äußeren Schicht Quellstoffe, die im Darm (allerdings nur bei Flüssigkeitszugabe!) aufquellen und zu einer Vergrößerung des Stuhlvolumens mit nachfolgender Anregung der Darmmuskulatur führen.

Schlaf

Der Schlaf ist die Zeit, um die Batterien wieder aufzuladen. Wenn der Schlaf über einen längeren Zeitraum zu leicht oder wenig erholsam ist, Probleme beim Ein- oder Durchschlafen bestehen, spricht man von Schlafstörungen. Diese können mit Erschöpfung, eingeschränkter Leistungsfähigkeit oder Reizbarkeit einhergehen. Schlafstörungen können viele Ursachen haben: zu wenig Bewegung (und deshalb eine zu geringe körperliche Ermüdung), zu spätes Essen, Genussmittelmissbrauch, vor allem aber Stress, Überforderung, Angst, Kummer.

Damit es mit dem Schlaf besser klappt, sind folgende Maßnahmen ratsam: Keine schwere Mahlzeit am Abend einnehmen, das Schlafzimmer gut durchlüften, den Wecker aus dem Gesichtsfeld nehmen, keine elektrischen Geräte im Umkreis des Bettes aufstellen, einen Abendspaziergang „um den Block" machen.

Das Einschlafen können Sie mit Lavendelöl fördern. Tropfen Sie naturreines ätherisches Lavendelöl auf die Hände und reiben das Kopfkissen damit ein. Pflanzliche „Schlaftees" wirken schlafanstoßend und fördern einen erholsamen Schlaf. Lassen Sie sich in der Apotheke zu geeigneten Mischungen beraten. Bei Einschlafstörungen sind auch abendliche warme Fußbäder (10–15 Minuten, gut körperwarm, ggf. noch 1 Esslöffel Salz ins Wasser) bewährt. Wer die Mühe scheut oder nicht die Möglichkeiten/ Gelegenheit dazu hat, kann sich wie folgt sanft in den Schlaf massieren: Reiben Sie vor dem Zubettgehen die Fußsohlen mit einer Lavendel-Zubereitung ein. Das anthroposophische Arzneimittel Aurum/ lavandula comp Creme (Weleda) ist besonders gut geeignet, da die weiteren Inhaltsstoffe Aurum (Gold) und Rosenblütenextrakt auch das Herz-Kreislaufsystem positiv beeinflussen. Sodann legen Sie sich ins Bett, auf den Rücken, und massieren mit der Creme beidseits den Knochen hinter dem Ohr (Mastoid). Diese Region kennt die Traditionelle Chinesische Medizin (TCM) als An Mian (friedlicher Schlaf) 1 und 2. Angenehme Träume!

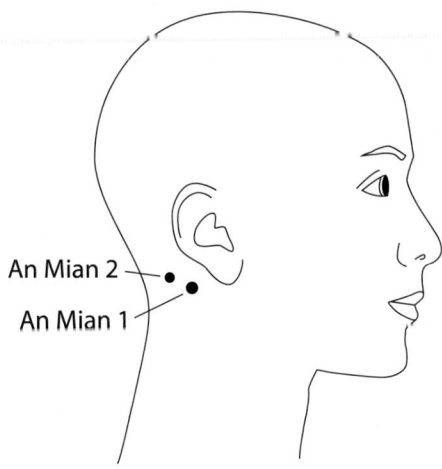

An Mian 2

An Mian 1

Melissenöl (WALA) als Aroma-Therapeutikum ist bei **gestörtem Schlaf zu bestimmten Mondphasen** (Vollmond/ Neumond) bewährt. Reiben Sie in diesen Zeiten das Melissenöl vor dem Zubettgehen beidseits auf der Schulter (wo die größten Verspannungen sind) sowie am rechten Unterbauch (Blinddarmregion) ein.

Werden Sie **von vielen Ängsten geplagt,** kann neueren Untersuchungen zufolge eine schwere Bettdecke hilfreich sein.

Das homöopathische Arzneimittel Cocculus (5 Globuli Cocculus D6 abends) hat sich bewährt, wenn **chronischer Schlafmangel** etwa durch Wechselschichten, Krankheiten der Kinder, häusliche Krankenpflege oder Jetlag bedingt ist.

Stehen Sie unter **hohem Termindruck,** lohnt sich Ferrum phosphoricum D6, das Schüßler-Salz Nr. 3. Abends vor dem Schlafengehen 1 Tbl. im Mund zergehen lassen.

Stehen **Durchschlafstörungen** im Vordergrund, ist ein abendlicher feucht-warmer Leberwickel hilfreich: Erwärmen Sie ein Kirschkernsäckchen. Tränken Sie ein Geschirrtuch in heißem Wasser, wringen es aus und wickeln es um das Kirschkernkissen. Legen Sie das Päckchen auf den rechten Rippenbogen/ Oberbauch und machen es sich damit für 15–20 Minuten bequem. **Vorsicht!** Vor Auflegen die Temperatur des Wickels testen, Verbrennungsgefahr! Aus der Schüßlerschen Biochemie bietet sich das Schüßler-Salz Nr. 10, Natrium sulfuricum D6 an. Abends 1 Tbl. im Mund zergehen lassen. Dieses Schüßler-Salz ist übrigens auch bewährt bei nächtlichen Rückenschmerzen.

Schließlich gibt es mit Nux vomica D6 noch ein homöopathisches Arzneimittel, das Ihren **gestörten Schlaf nach Beendigung eines Projektes** schnell wieder einreguliert. Über 7–10 Tage abends vor dem Schlafengehen 5 Globuli im Mund zergehen lassen.

Bewegung

Ideal wäre es, wenn man dreimal pro Woche durch Sport und Bewegung ins Schwitzen käme. Die Realität sieht anders aus: Die Vorsätze sind zahlreich, doch daraus wird nicht viel.

Wir empfehlen: Machen Sie jeden Tag einen Spaziergang nach dem Mittagessen („nach dem Essen sollst Du ruh'n, oder 1000 Schritte tun"), evtl. noch einen Abendspaziergang. Und bringen Sie einmal pro Woche etwas mehr Einsatz. Dies könnte ein wöchentlicher Sportkurs sein, eine halbe Stunde schnelles Gehen („Walken"), eine mehrstündige Wanderung oder eine Fahrradtour am Wochenende. Regelmäßige Spaziergänge und Wanderungen können einen Ausgleich für den Büroalltag schaffen und sorgen dafür, dass wir gesundheitlich fit bleiben. Besorgen Sie sich einen Schrittzähler oder eine Schrittzähler-App. Versuchen Sie auch im Büro, weniger zu sitzen und die eine oder andere Tätigkeit im Stehen auszuführen. Der innere Schweinehund lässt sich übrigens besonders gut durch Rituale und Fremdkontrolle überlisten: Verabreden Sie sich jede Woche immer zur gleichen Zeit für eine Bewegungseinheit mit Gleichgesinnten!

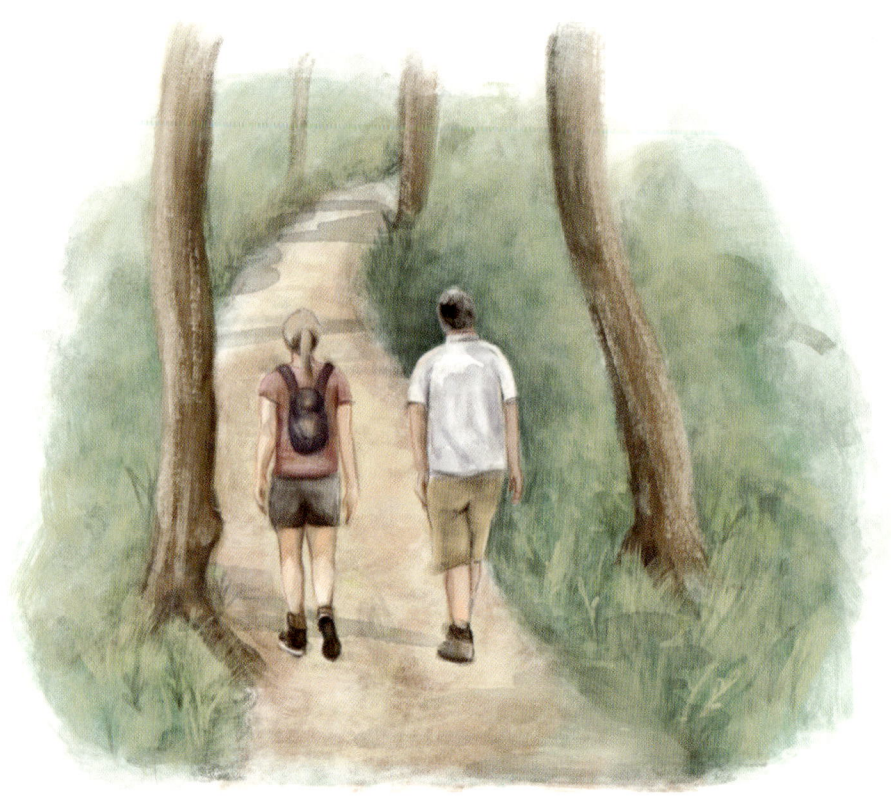

Vielleicht haben Sie Lust, Ihre Gesundheitsbilanz nach diesen Erläuterungen noch einmal zu überdenken und fördernde bzw. belastende Verhaltensweisen aufzuschreiben?

Gesundheitsbilanz

Wie ich meine Gesundheit fördere:	Wie ich meine Gesundheit belaste:

Wie sieht es mit der Balance der Waage aus? Können Sie etwas von der Belastungsseite weglassen, um die Waage wieder ins Lot zu bringen?

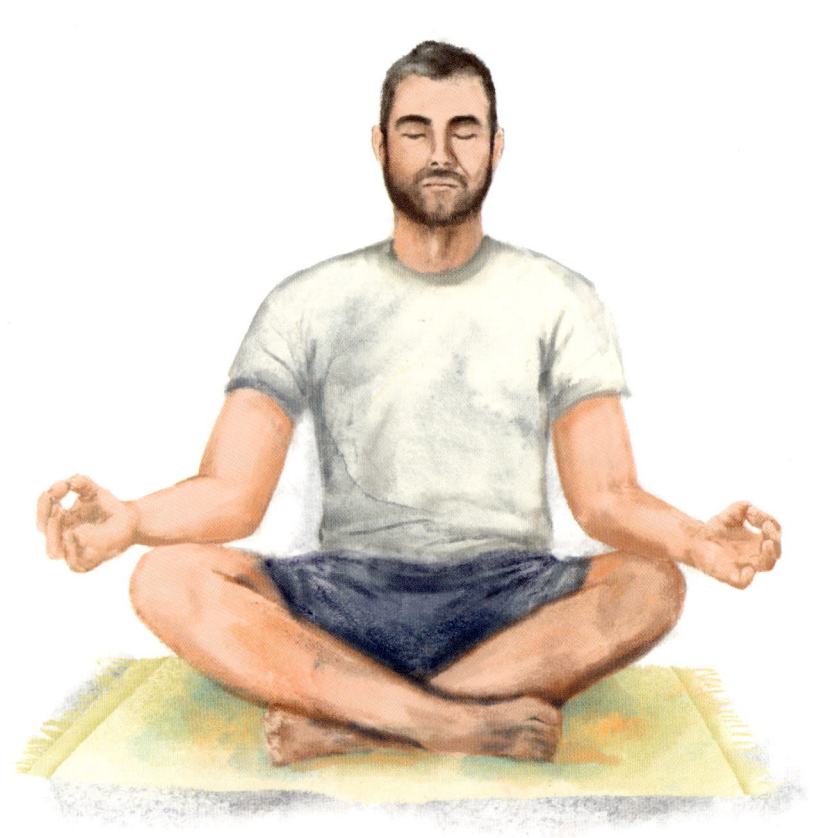

Gesundheitstipps für den Alltag im Büro

In diesem Kapitel geben wir Ihnen ein paar nützliche Tipps für den Alltag im Büro an die Hand. Mit kurzen und unspektakulären, aber konsequenten Maßnahmen kommen Sie gut durch den Tag!

Kleine Pausen

Kleine kurze Pausen im Alltag sind erholsam und fördern die Gesundheit. Dabei müssen Sie sich nicht mehr als ein paar Minuten Zeit nehmen. Was kann man in diesen Pausen tun?

- Das Fenster öffnen und tief durchatmen.
- Etwas trinken.
- Kurz vor die Tür gehen.
- Aus dem Fenster schauen.
- Die Augen schließen.
- Die Schultern kreisen.
- Vom Schreibtisch aufstehen, Arme und Beine ausschütteln.

Für die Schultern, den Nacken oder die Wirbelsäule ist es empfehlenswert, alle halbe Stunde die Sitzposition zu verändern.

Wenn es in Ihrem Arbeitsalltag schwierig ist, bewusst Pausen einzubauen, kann es auch sinnvoll sein, den einen oder anderen Gang gezielt zu Fuß zurückzulegen, z.B., eine Mitteilung an die Kollegen persönlich zu überbringen, statt sie per Email zu schicken. Auch der Gang zum Kopierer oder zum Archiv kann dem Körper die notwendige kurze Abwechslung verschaffen.

Machen Sie häufig kleine Pausen: tief durchatmen, aus dem Fenster schauen, Arme und Beine ausschütteln.

Zwischendurch aktiv entspannen

Der Arbeitsalltag ist für viele „stressig". Stress im biologischen Sinne ist eine Anpassungsreaktion des Organismus auf äußere Reize (Stressoren). Reize können anregend sein, zu viele Reize jedoch bewirken genau das Gegenteil: Sie blockieren und belasten. Im Berufsleben wird ein derartiger übermäßiger und krankmachender Reiz beispielsweise durch dauernden Zeitdruck, schlechte Stimmung, mangelnde Organisation, permanente Überstunden oder die Angst vor dem Verlust des Arbeitsplatzes erzeugt.

Körperliche Reaktionen auf einen Stressreiz sind z.B. die folgenden: Das Herz schlägt schneller, der Blutdruck steigt, die Verdauung wird eingestellt, an Schlaf ist nicht zu denken. Wenn wir, wie dies heute häufig der Fall ist, permanent im Beruf Anforderungen und neuen Reizen ausgesetzt sind, führt dies zu körperlichen Dauersymptomen. Kein Wunder, dass das Herz dies nicht mitmacht, dass sich Schlaf- oder Verdauungsstörungen einstellen. Was nottut, ist, aktiv für Entspannung zu sorgen, um stressbedingten Erkrankungen vorzubeugen. Zu diesem Zweck hat der amerikanische Kardiologe Hebert Benson, Begründer des Mind/Body Medical Institute (MBMI) am Massachusetts General Hospital in Boston, die 5-Minuten-Entspannung entwickelt: eine Antwort auf den modernen Lebensstil, die sich fast überall zwischendurch praktizieren lässt.

Die 5-Minuten-Entspannung (nach Benson)

Setzen Sie sich entspannt hin und schließen die Augen. Suchen Sie sich ein Wort, das Sie wiederholen, während Sie ruhig ein- und ausatmen. Das kann z. B. „Friede", „Liebe" „Freude" oder „eins" sein. Auch ein kurzes Gebet ist für diese Übung geeignet. Wir zeigen die Übung am Beispiel des Wortes „eins".

Entspannen Sie alle Muskeln, bei den Füßen beginnend bis hin zum Gesicht. Bleiben Sie entspannt. – Atmen Sie langsam durch die Nase. Werden Sie sich Ihres Atems bewusst. Wenn Sie ausatmen, sagen Sie ruhig zu sich selbst: „eins ". Einatmen, ausatmen, „eins". Einatmen, ausatmen, „eins" etc. Atmen Sie leicht und natürlich. – Wiederholen Sie die Übung für 5–10 Minuten. Mit etwas Übung und Mühe wird nach kurzem Entspannung eintreten.

Sie können die Augen öffnen, um die Zeit zu überprüfen, aber benutzen Sie keinen Wecker. Bleiben Sie nach Beendigung der Übung einige Minuten ruhig sitzen – zuerst mit geschlossenen, später mit geöffneten Augen.

Machen Sie sich keine Gedanken darüber, ob Sie ein tiefes Maß an Entspannung erreicht haben oder darüber, wie gut die Übung geklappt hat. Behalten Sie eine passive Haltung bei. Wenn während der Übung ablenkende Gedanken auftauchen, versuchen Sie, sich nicht auf diese Gedanken zu konzentrieren, sondern sie vorbeiziehen zu lassen. Wiederholen Sie stattdessen: „eins". Ablenkende Gedanken, innere Bilder oder Gefühle bedeuten nicht, dass Sie die Technik nicht korrekt ausführen. Sie sind zu erwarten.

Praktizieren Sie die Technik ein- oder zweimal am Tag, aber nicht innerhalb zweier Stunden nach dem Essen.

Praktizieren Sie immer wieder zwischendurch die 5-Minuten-Entspannung. Es gibt mittlerweile auch sehr gute Apps für die kurze Entspannung zwischendurch.

Schultern und Nacken lockern

Wenn Sie am Computer arbeiten, werden Sie nicht selten unter Verspannungen im Schulter-Nackenbereich leiden. Hier helfen kurze Übungen zur Dehnung und Lockerung des Nackens, die Sie am Arbeitsplatz durchführen können.

Schultern rollen

Ziehen Sie die Schultern nach oben zu den Ohren, halten kurz inne und lassen sie dann locker fallen. Lassen Sie immer wieder zwischendurch die Schultern kreisen. Zuerst mehrere Male nach vorn, dann nach hinten.

Arme über den Kopf strecken

Strecken Sie die Arme vor dem Körper nach vorn, die Handflächen zeigen zueinander. Verschränken Sie die Finger ineinander. Drehen Sie die Hände dann um und führen die Arme gestreckt nach oben über den Kopf. Die Handflächen zeigen nach oben, die Finger sind fest ineinander verschränkt. Bringen Sie die gestreckten Arme möglichst weit nach oben und leicht nach hinten. Achten Sie darauf, die Schultern nicht hochzuziehen. Dehnen Sie die Arme leicht nach links und rechts (linkes Bild).

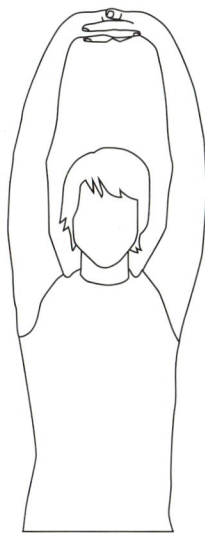 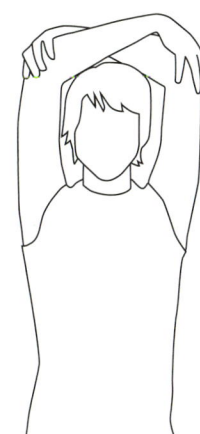

Ellenbogen greifen

Führen Sie beide Arme an den Ohren vorbei über den Kopf und umfassen mit den Händen den Ellenbogen des jeweils anderen Armes. Atmen Sie dreimal tief ein und aus. Lassen Sie dann die Arme langsam zur Seite sinken (rechtes Bild).

Kopf drehen

Sitzen Sie in einer bequemen Haltung aufrecht auf dem Stuhl. Drehen Sie den Kopf (nicht den Oberkörper) nach links, dann nach rechts. Lassen Sie den Kopf nach vorn auf die Brust sinken und – vorsichtig – leicht nach hinten in den Nacken. Wenn der Kopf nach vorn hängt, können Sie die gefalteten Hände leicht an den Hinterkopf legen und dadurch den Zug auf die Wirbelsäule noch vorsichtig (!) verstärken.

Achten Sie auf Ihren Nacken und Ihre Schultern und machen regelmäßig kurze Dehnungsübungen.

Mittagspause 1: Ab an die frische Luft

Regelmäßige kurze Pausen sind wichtig, um eine kleine Auszeit zu schaffen, einen Ausgleich für die Belastungen des Alltags. Gerade wer den ganzen Tag in geschlossenen Gebäuden verbringt, sollte, wenn irgend möglich, eine dieser Pausen nutzen, um etwas frische Luft und Sonnenlicht zu tanken. Machen Sie z.B. nach dem Mittagessen einen zehnminütigen Verdauungsspaziergang. Dadurch gibt es eine gewisse Unterbrechung im Tagesablauf, man bewegt sich ein wenig und bekommt noch etwas UV-Licht mit, das beispielsweise für Knochen-, Hormon- oder Nervenstoffwechsel von Bedeutung ist.

Regelmäßige Pausen sind ausgleichend. Machen Sie zum Beispiel nach dem Mittagessen einen kurzen Spaziergang.

Mittagspause 2: Powernap

Manchmal ist ein Spaziergang nach dem Mittagessen nicht machbar. Eine Alternative, um dem Leistungstief um die Mittagszeit zu begegnen, ist, sich nach dem Mittagessen noch einmal für 10 Minuten mit geschlossenen Augen im Bürosessel zurückzulehnen und zu entspannen oder sich für einige Minuten auf eine Yogamatte auf den Fußboden zu legen. Einfach einmal kurz abtauchen, bevor das Telefon wieder klingelt oder die nächsten Besprechungen anfangen. Auch die oben beschriebene 5-Minuten-Entspannung ist hier möglich.

Bevor es nachmittags wieder losgeht, einmal für 10 Minuten zurücklehnen, die Augen schließen, entspannen.

Bei Durchhängern: Die Tasse Kaffee der Naturheilkunde

Aus gesundheitlicher Sicht sind mehr als drei Tassen Kaffee am Tag ungünstig. Kaffee enthält das Alkaloid Koffein, welches das zentrale Nervensystem anregt, die Herzleistung verstärkt, gefäßerweiternd in der Peripherie, jedoch zusammenziehend auf die Hirngefäße wirkt. Die Nieren werden besser durchblutet, was zu einer harntreibenden Wirkung führt. Weil diese Wirkungen in gewisser Weise einem Stressreiz ähneln, sollte man versuchen, gerade in anstrengenden Zeiten nicht auch noch viel bzw. mehr Kaffee zu trinken. Als Alternative bietet sich grüner Tee an. Auch Walnüsse wirken aufgrund ihrer Inhaltsstoffe konzentrationsfördernd, speziell wenn sie quasi meditativ gekaut werden (das Kauen stimuliert, vereinfacht gesagt, über die Anspannung der Kaumuskeln das Gehirn).

Das einfachste Mittel, um wieder auf „Trab" zu kommen, ist die „Tasse Kaffee der Naturheilkunde". Gemeint ist ein kurzes Unterarmbad mit 12–18 °C kaltem Wasser. Es wirkt erfrischend und anregend, ohne aufzuregen. Auf das Herz wirkt es sogar beruhigend und senkt die Herzfrequenz. Man kann es z. B. im Waschbecken durchführen. Im Büroalltag reicht es aus, bei Erschöpfung und Konzentrationsschwäche beide Unterarme für eine kurze Zeit unter den kalten Wasserhahn zu halten.

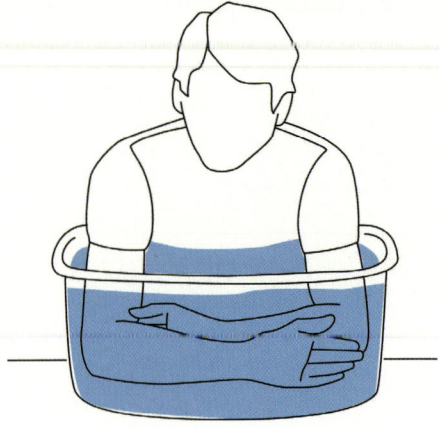

Beim nachmittäglichen Energietief nicht die nächste Tasse Kaffee trinken, sondern die Arme ins kalte Wasser tauchen.

Gesunde Snacks: Fünf am Tag

Die allgemeine Empfehlung, jeden Tag fünf Portionen Obst und Gemüse zu essen, kann man während eines Büroalltags recht gut umsetzen.

Wie wäre es, den Tag mit einem Esslöffel Sanddornsaft oder einem **Sanddorn-Apfel-Smoothie** zu beginnen?

Apfel-Sanddorn-Smoothie
- 1 Handvoll Salatblätter
- einige Minzblätter
- ½ Zitrone
- 1 Apfel
- 1 EL Sanddornsaft, 1 EL Öl oder Mandelmus
- bei Bedarf 1 TL Honig oder Agavendicksaft zum Süßen

Salatblätter und Minze waschen und putzen, Apfel waschen und entkernen, Zitrone auspressen. Alle Zutaten mit 125 ml kaltem Wasser in den Mixer geben und sehr cremig pürieren.

Bereiten Sie morgens eine **Schale mit Obst** zu und essen es im Laufe des Vormittags. Nutzen Sie das Obstessen jeweils als bewusste Mini-Pause, also nicht nebenbei zwischen zwei Mausklicks! Eine Banane bietet sich für das Nachmittagstief als Snack an.

Ein gesunder Snack sind auch **Trockenfrüchte** wie Datteln, Aprikosen oder Feigen (ohne Zuckerzusatz) und **Nüsse**. Walnüsse wirken über ihre Inhaltsstoffe (Kupfer, Vitamin E, Antioxidantien, Alpha-Linolensäure) konzentrationsfördernd. Mandeln stärken das Darmmilieu (Mikrobiom), die Arginin-reichen Cashewkerne haben blutdruckregulierende Effekte, speziell bei Diabetikern, wie man aus der Forschung weiß.

Dunklen Beeren (Aronia, Blaubeeren, Heidelbeeren, schwarze Johannisbeeren, dunkle Kirschen, blaue Trauben,) wird aufgrund ihres hohen Gehalts an Anthocyanen eine entzündungshemmende Wirkung zugeschrieben. Anthocyane sollen auch die Sehvorgänge positiv beeinflussen.

Gemüse zum Mittagessen nicht vergessen. Eigentlich wirkt jede Art von Gemüse einer Übersäuerung des Körpers (körperlich wie geistig) entgegen. **Gedünstetes Gemüse** ist – im Gegensatz zu Salat und Rohkost – zumeist bekömmlicher, gerade wenn man auf eine pflanzenbasierte Kost „umsteigen" möchte. Falls Sie in einer Kantine essen: Lassen Sie sich zwei Portionen Gemüse statt Kartoffeln oder Reis geben. Und sicher können Sie sich, wenn Ihnen das Hauptgericht zu deftig ist, auch nur Gemüse auf den Teller legen lassen. Wenn es an Ihrer Arbeitsstelle keine Kantine oder Kaffeeküche gibt, können Sie überlegen, sich eine „Bowl" vorzukochen, sprich: eine

Schale mit Gemüse, Reis, Nüssen etc. – und in einem Thermobehälter mitzunehmen.

Rohes Gemüse – Möhren, Gurken, Kohlrabi – mit einem vollfetten (!) Joghurt oder einem anderen (Sauer-)Milchprodukt sind ein guter Mittags-Snack, vor allem, wenn Sie keine Möglichkeit für ein „geordnetes" Mittagessen haben. Achten Sie, auch beim Joghurt, auf die Qualität – schließlich sind unsere Nahrungsmittel Bausteine für die Zellerneuerung des Körpers. Vollfett übrigens sollte das Milchprodukt sein, da viele für den Körper wichtige Vitamine im Gemüse (A, E, K) fettlöslich sind, also zur optimalen Aufnahme in den Körper Fett in der Mahlzeit benötigen.

Essen Sie fünf Portionen Obst und Gemüse am Tag – vormittags und nachmittags Obst, mittags Rohkost oder gedünstetes Gemüse.

Trinken nicht vergessen

Zu wenig Flüssigkeit führt zur Funktionsminderung der wichtigsten Organsysteme und begünstigt dadurch eine Reihe von Beschwerden, u. a. Kopfschmerzen. Wasser ist lebensnotwendig und hilft bei der Ausscheidung und Entgiftung. Auch viele Stoffwechselvorgänge werden durch eine regelmäßige maßvolle Flüssigkeitszufuhr verbessert. Entsprechend wird übereinstimmend geraten, täglich 1,5–2 Liter Wasser zu trinken.

Nicht selten vergisst man das Trinken aber einfach. Auch hier sind wieder Rituale nützlich: Stellen Sie sich eine Flasche Wasser in erreichbare Nähe und gießen sich ein Glas ein, trinken es aus und befüllen es wieder. Stellen Sie den Wecker Ihres Smartphones auf 45 Minuten und trinken, wenn der Alarm ertönt, das eingeschenkte Glas. Danach füllen Sie das Glas wieder und stellen erneut den Wecker. Sie werden verblüfft sein, wie schnell Sie das regelmäßige Wassertrinken lernen!

Leitungswasser schneidet unter Umweltaspekten weitaus besser ab als das über viele Kilometer transportierte Mineralwasser – vorausgesetzt, die Wasserrohre sind in Ordnung und die Qualität stimmt. Wenn Sie Mineralwasser in Flaschen kaufen, dann bevorzugen Sie Glasflaschen.

Eine weitere Möglichkeit: heißes Wasser. Wenn man es gerne warm mag, aber nicht immer Kaffee oder Tee trinken möchte, so ist heißes Wasser eine angenehme und neutrale Alternative. Gut schmeckt es mit einigen zerdrückten Kardamom-Kapseln. Auch Zitronensaft oder eine Scheibe Ingwer peppen das Trinkwasser geschmacklich auf.

Trinken Sie 1,5–2 Liter Wasser am Tag. Stellen Sie eine Flasche Wasser in erreichbare Nähe und trinken zwischendurch, möglichst zu festen Zeiten, immer wieder ein Glas.

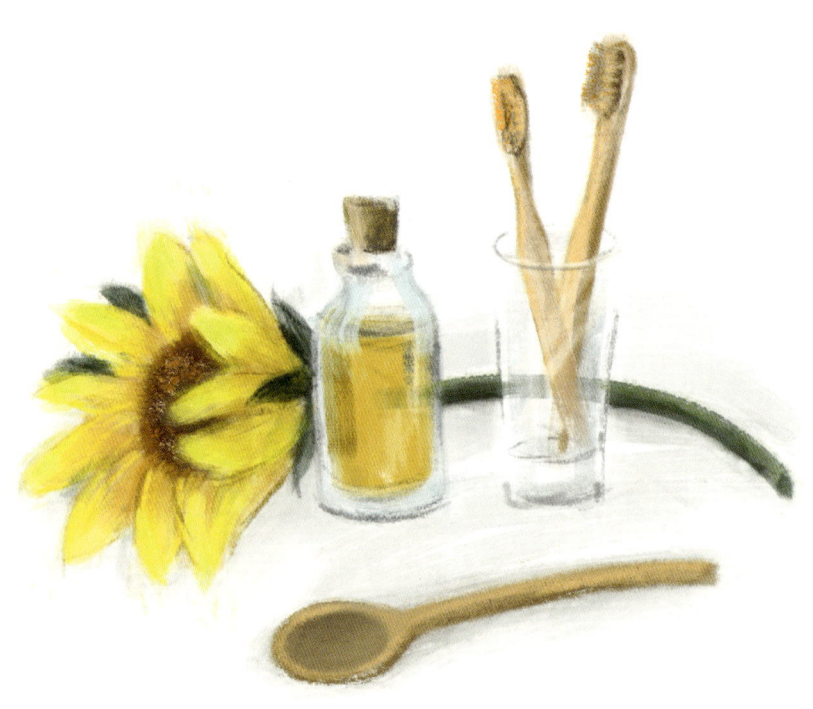

Vorbeugen und Symptome lindern

Kneipp für den Alltag – Erkältungen vorbeugen

Großraumbüros und öffentliche Orte sind im Herbst und Winter Brutstätten für Viren und damit für Erkältungen. Es gibt ein paar einfache allgemeine Abhärtungsmaßnahmen, um die Anfälligkeit gegenüber Erkältungen zu reduzieren:

Kaltes Wasser ist ein günstiges und einfaches Mittel zur Abhärtung. Zum Beispiel morgendliches **Wechselduschen**. Sie beginnen mit warmem Wasser und duschen warm bis heiß, bis Sie sich gut durchwärmt fühlen. Dann brausen Sie sich kalt (oder lauwarm) ab. **Wichtig:** Bitte immer von der Peripherie zur Körpermitte, also von außen nach innen, von unten nach oben, außerdem von rechts nach links abbrausen – die Herzregion zuletzt.

Nach dem Duschen – dies kurbelt die Durchblutung besonders gut an – ist es optimal, sich mit einem **Sisalhandschuh** oder einer **Körperbürste** abzubürsten, ebenfalls von der Peripherie zur Körpermitte.

Ein **ansteigendes Fußbad** verbessert die Durchblutung der Füße und erwärmt sie. Dies wirkt sich erstaunlicherweise auch günstig auf die Durchblutung des Nasen-Rachenbereichs aus. Füllen Sie für das Fußbad einen Eimer, in dem Ihre Füße bequem Platz haben, mit warmem Wasser bis über die Knöchel. Gießen Sie nun langsam und vorsichtig heißes Wasser bis zur halben Wade zu. Die Badetemperatur sollte 41 °C nicht übersteigen. Nach 10–15 Minuten die Füße abtrocknen, warme Socken anziehen, für eine halbe Stunde hinlegen und ausruhen.

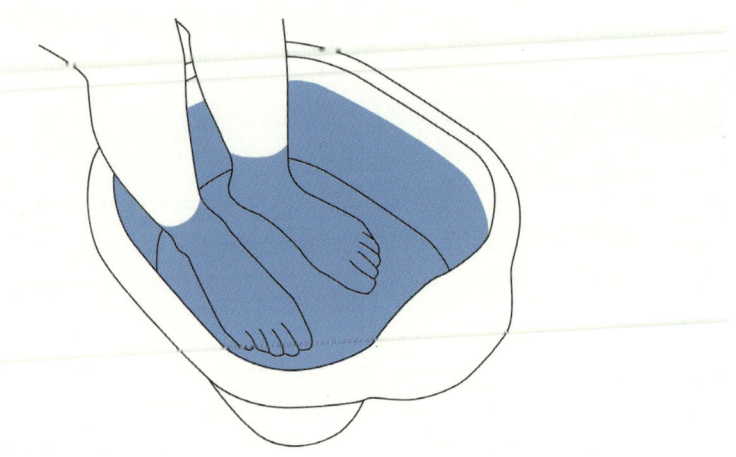

Ein anderes vorbeugendes Mittel ist das sogenannte Ölkauen oder Ölziehen. Dabei wird die Mundhöhle, eine wichtige Eintrittspforte für Krankheitserreger, gereinigt.

Nach wissenschaftlichen Untersuchungen hat das Ölkauen sogar positive Effekte bei der Parodontitis, der Entzündung des Zahnhalteapparates („Zahntaschen"). Ziehen Sie 1 TL–1 EL Sonnenblumenöl (besser schmeckt Mandelöl, es ist aber auch deutlich teurer) bei geschlossenem Mund durch die Zähne. Nach ca. 5–10 Minuten ist es emulgiert (es sieht weißlich aus) und wird ausgespuckt. Im Anschluss den Mund gut ausspülen. Die Prozedur kann morgens vor Ihrer normalen Zahnreinigung oder nach Ihrem Bürotag durchgeführt werden.

Härten Sie sich zur Vorbeugung von Erkältungen mit Kaltwasseranwendungen oder einem temperaturansteigenden Fußbad ab. Praktizieren Sie das „Ölkauen".

Übungen gegen müde Augen

Kontinuierliche Arbeit am Rechner führt zu müden, angestrengten Augen. Eine einfache Maßnahme ist, immer wieder aus dem Fenster zu schauen, um die Augen zu entlasten. Optimal wäre der **Blick auf einen Baum, eine grüne Wiese.** Interessanterweise wurde genau dies schon vor knapp 1000 Jahren von der Heiligen Hildegard von Bingen angeraten. Wenn die Augen schwach geworden sind, so schreibt sie, soll man „sich auf einen grünen Rasen begeben und diesen so lange ansehen, bis ihm die Augen wie von Weinen nass werden, weil das Grün des Grases das, was an Trübem in den Augen sich befindet, entfernt und sie rein und klar macht." Wenn es kein Grün vor dem Fenster gibt, dann vielleicht im unmittelbaren Arbeitsumfeld. Manchmal hilft auch die Vorstellungskraft: Stellen Sie sich mit geschlossenen Augen eine grüne Landschaft, Wiesen und Wälder vor.

Auch eine kurze Augenübung, das **Palmieren**, kann helfen: Reiben Sie Ihre Handflächen aneinander, bis sie angenehm warm sind, und decken anschließend mit leicht gewölbten Handflächen die Augen ab. Die Fingerspitzen überkreuzen sich auf der Stirn, die Ellbogen stützen Sie auf dem Schreibtisch ab. Sie werden zu Beginn des Palmierens keine vollständige Dunkelheit, sondern einen unregelmäßigen Grauton oder ein Flimmern wahrnehmen. Die Übung sollten Sie mindestens so lange durchführen, bis Ihre Gedanken zur Ruhe gekommen sind, die unruhigen Seheindrücke verschwinden und vollständige Dunkelheit wahrgenommen wird.

Schließlich ist auch an ein homöopathisches Arzneimittel zu denken, das bei müden Augen eingesetzt wird. Auch wenn Samuel Hahnemann, der Begründer der Homöopathie, bei seiner Empfehlung an Augen dachte, die von langen nächtlichen Näharbeiten bei Kerzenlicht schmerzten, so ist dies doch auch auf moderne Lebensverhältnisse, die Bildschirmarbeit, übertragbar: Ruta graveolens, die Garten-raute. Nehmen Sie **Ruta D6** 3 x tgl. 5 Tropfen oder Globuli.

Lassen Sie in regelmäßigen Abständen Ihre **Sehfähigkeit und den Augeninnendruck überprüfen**. Auch geringe Fehlsichtigkeiten können bei anhaltender Augenbelastung zu Augenbeschwerden, aber auch Kopf- und Nackenschmerzen oder Schwindel führen.

Wenn Sie eine Brille tragen, empfiehlt sich eine **Arbeitsplatzbrille**. Damit diese optimal auf Ihre Bedürfnisse angepasst werden kann, messen Sie vor dem Besuch beim Optiker bei gewohntem Sitzen die Entfernungen an Ihrem Arbeitsplatz: zwischen Monitor und Kopf bzw. Augen sowie deren Abstand zur Tastatur und der Schreibtischfläche. Je nach Brillenmodell drückt der Steg im Laufe des Arbeitstags schon erheblich auf der Nase. Die sensiblen Nerven sind hier übrigens mit dem vegetativen Nervensystem (Stress-Regulation) verknüpft. Grund genug, regelmäßig für Entspannung zu sorgen. Dazu ziehen Sie bei geschlossenen Augen mit Daumen und Zeigefinger der einen Hand die Haut an der Nasenwurzel hoch, gleichzeitig drücken Sie mit dem Zeigefinger der anderen Hand in kreisenden Bewegungen oberhalb der Nasenwurzel, etwa in Höhe der Augenbrauen („drittes Auge") für etwa 10–20 Sekunden.

Haben Sie grundsätzlich Probleme mit der Anpassung von Brillen, ist das homöopathische Arzneimittel **Gelsemium D6**, 3 x tgl. 5 Tropfen oder Globuli über 3 Wochen hilfreich. Zusätzlich ist die folgende **Augenübung** gut: Schließen Sie abwechselnd das linke und rechte Auge 10-mal, danach öffnen und schließen Sie beide Augen schnell (blinzeln) 10-mal. Die Augenübung können Sie immer dann wiederholen, wenn das Gesichtsfeld tagsüber unschärfer wird.

Bei müden, schmerzenden Augen nach langem angestrengtem Sehen: Aus dem Fenster schauen, am besten auf etwas Grünes, die Augen palmieren, Homöopathie zur Unterstützung anwenden.

Akupressur und Minzöl gegen Kopfschmerzen

Ob es die überanstrengten Augen sind, der Rechner, der Geräuschpegel – nicht selten sitzt man am Schreibtisch, und der Kopf brummt. Dies bedeutet jedoch nicht zwangsläufig, dass man zu einer Schmerztablette greifen muss. Als erste Maßnahme sollten Sie ein Glas **Wasser trinken.** Sie können auch einen **kühlen Waschlappen** auf die Stirn und/ oder die Augen legen und einige Minuten die Augen schließen.

Als Nächstes wäre ein **Magnesiumpräparat** erwägenswert, nach persönlicher Vorliebe als Lutschtablette, wasserfreies Sachet oder (besonders sinnvoll) als Granulat zum Auflösen. Die Schüßlersche Biochemie empfiehlt in diesem Zusammenhang die sogenannte „**heiße Sieben**": In einem Glas heißem Wasser werden einige Tabletten des Schüßler-Salzes Nr. 7, Magnesium phosphoricum D6, aufgelöst und so heiß wie möglich schluckweise getrunken. Magnesium phosphoricum D6 ist bei Spannungskopfschmerzen, also beidseitigen Kopfschmerzen, bewährt.

Leiden Sie unter einem – einseitigen – Migräne-Kopfschmerz, bietet sich **Calcium carbonicum D6**, das Schüßler-Salz Nr. 22, in gleicher Einnahmeweise an.

Calcium phosphoricum D6, das Schüßler-Salz Nr. 2, hat als bewährte Indikation Kopfschmerz durch anstrengendes Lesen und Lernen und kann vorbeugend in belastenden Arbeits-/ Projektphasen eingenommen werden. 2 x tgl. 1 Tbl. im Mund zergehen lassen. Es eignet sich sowohl für Spannungskopfschmerzen als auch für Migräne. Zittern der Hände oder des Kopfes während der Schmerzen sind weitere Hinweise für die Wahl dieses Arzneistoffes.

Als weitere Maßnahme empfehlen wir eine **Druckmassage** von bestimmten Akupressurpunkten mit Fernwirkung. Bei den ersten Kopfschmerzanzeichen sind die Punkte Di 4 (Hegu) und Dü 3 (Houxi) an

der Hand bewährt. Di 4 finden Sie, wenn Sie von oben auf den Hand-
rücken schauen und den Daumen an die anderen Finger anlegen. Es
bildet sich dabei ein Muskelwulst, wo Sie mit dem Fingernagel kräftig
drücken, um die schmerzhafteste Stelle aufzusuchen, den Punkt Di 4
(Bild oben).

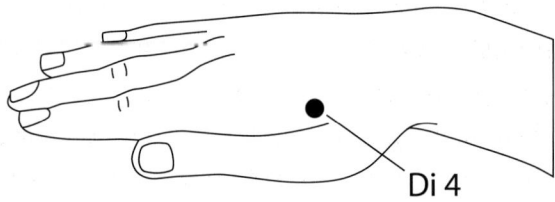

Di 4

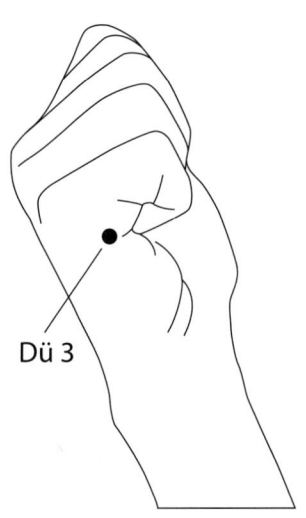

Dü 3

Drehen Sie nun die Hand um, so dass Sie auf die Handfläche schauen, und beugen die Finger ein wenig. Sie sehen dann eine ausgeprägte Querfalte, die in Richtung Kleinfingerseite verläuft und in einer Erhöhung, quasi wie einem Torbogen, an der Handkante endet. Dort liegt der Punkt Dü 3 (Bild unten). Auch hier können Sie mit dem Fingernagel kräftig drücken, um den Punkt – als schmerzhafteste Stelle – genau zu lokalisieren.

Auch wenn Di 4 in der Literatur eher bei Schmerzen im vorderen Kopfbereich und Dü 3 eher bei Kopfschmerzen am Hinterkopf angegeben werden, empfiehlt es sich, beide Punkte gleichzeitig zu drücken (mit dem Daumennagel Di 4 und Dü 3 mit dem Fingernagel des Mittelfingers). Bei einseitigen Kopfschmerzen drücken Sie dabei mit rhythmisch-kreisenden Bewegungen nur die Punkte auf der Gegenseite, also der schmerzlosen Körperhälfte, bei beidseitigen Kopfschmerzen abwechselnd beide Seiten für ca. 15–30 Sekunden, ggf. alle 5–10 Minuten wiederholen.

Am Kopf befinden sich außerdem Triggerpunkte, die Sie mittels Aku-pressur stimulieren können: über den Augenbrauen, am Hinterkopf und an den Schläfen. Kommt es zu Kopfweh im Bereich von Augen und Stirn, dann berühren Sie mit leichtem Druck Punkte über den Augenbrauen, gleichzeitig links und rechts (linkes Bild). Bei Kopfschmerzen am hinteren Kopf hilft das Berühren eines Punktes an der Schädelbasis (Gb 20, mittleres Bild). Drücken Sie mit den Fingern intensiv, mit einem kreisenden Druck. Bei Kopfschmerzen im Bereich der Schläfen stimulieren Sie den Punkt Gb 3 auf beiden Seiten (rechtes Bild).

Bei Spannungskopfschmerzen profitieren Sie auch von zusätzlichen Einreibungen mit Minzöl an den Triggerpunkten. Im Handel gibt es Roll-Ons, die Sie über die Schläfen, die Stirn oder den Hinterkopf rollen können. **Vorsicht:** Das Öl darf nicht zu nah an die Augen kommen, da es reizend wirkt.

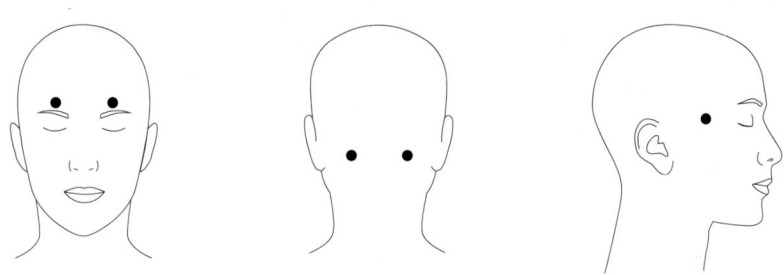

Nutzen Sie bei Kopfschmerzen die Heilkraft des kalten Wassers in Verbindung mit Magnesium, oder drücken Sie bestimmte Akupressurpunkte. Bei Spannungskopfschmerzen können auch Minzölanwendungen an Schmerzpunkten (Triggerpunkten) hilfreich sein.

Konzentration fördern

Nicht immer ist man bei der Sache, und leider langweilt sich das Gehirn bei monotonen Tätigkeiten schnell. Spätestens alle 30–40 Minuten sollte daher ein Themenwechsel und / oder eine Pause stattfinden. Erschwerend kommt hinzu, dass auch Gefühle, Emotionen oder negative Gedanken die Arbeitsleistung ungefragt beeinflussen. Vereinfacht müssen wir also ständig um die Hauptaufmerksamkeit für die Arbeitsaufgabe ringen. Gewinnen dann die ablenkenden inneren Faktoren die Oberhand, können die folgenden Übungen wieder für Gleichgewicht sorgen.

Die liegende Acht soll rechte und linke Gehirnhälfte besser miteinander verbinden und eine zu starke Muskelspannung lösen. Diese Konzentrationsübung kann man auf unterschiedliche Weise ausführen:

- Schließen Sie die Augen und stellen sich eine liegende Acht vor, die in Augenhöhe vor Ihnen schwebt. Zeichnen Sie in Ihrer Vorstellung diese Acht in beide Richtungen mehrmals nach.
- Stellen Sie sich aufrecht hin und strecken den linken Arm nach vorne aus, Daumen nach oben. Zeichnen Sie nun eine liegende Acht in die Luft und verfolgen den Daumen mit den Augen, den Kopf gerade halten. Nach vier bis fünf Achten wechseln Sie zum rechten Arm. Zum Schluss führen Sie die Handflächen bei ausgestreckten Armen zusammen und malen mit ausholenden Bewegungen die Achten mit beiden Händen. Dabei folgen die Augen den Fingerspitzen.

Beklopfen Sie den Bereich um die Thymusdrüse. Diese liegt hinter dem oberen Drittel des Brustbeins und hat eine wichtige Bedeutung bei der Entwicklung des Immunsystems während des Wachstums. Im Yoga ist das Herz-Chakra in der Mitte des Brustbeins angesiedelt, aus dem Tierreich kennen wir das Brusttrommeln der Gorillas. Kurzum: Diese Region scheint wichtig für eine positive Selbstaktivierung. Ob Sie mit den Fingerkuppen leicht an einer Stelle, kreisförmig gegen den Uhrzeigersinn, oder mit beiden Fäusten abwechselnd auf das Brustbein klopfen, dürfen Sie gerne für sich selbst herausfinden. Auch die Klopffrequenz und die Dauer der Übung können Sie nach Ihrem Bedürfnis an Aktivität bestimmen.

Als dritte Möglichkeit zur Förderung der Konzentration ist das homöopathische Arzneimittel Natrium arsenicosum zu nennen, vor allem, wenn Ihnen Kunstlicht und warme Innenräume zu schaffen machen. Tränende Augen bei langer Bildschirmarbeit können durch dieses Arzneimittel ebenfalls positiv beeinflusst werden. Nehmen Sie **Natrium arsenicosum D12**, 2 x tgl. 3 Globuli an den Arbeitstagen. Lassen Sie die Augensymptome bitte auch vom Augenarzt abklären.

> Als Hilfe für bessere Konzentration: Üben Sie die liegende Acht, beklopfen Sie das Brustbein (die Region der Thymusdrüse) und lassen Sie sich durch Homöopathie unterstützen.

Vermeidung von Rückenschmerzen

Tiefsitzende Rückenschmerzen und Bandscheibenbeschwerden sind unter Büroarbeitenden außerordentlich verbreitet. Kein Wunder – bei langem Sitzen trocknen die Bandscheiben quasi aus, sie verlieren an Flüssigkeit und Elastizität, was dann den gesamten Rumpf beeinträchtigt. Oft wird die Muskulatur von Rücken und Bauch (genauso wichtig!) nicht ausreichend trainiert, um die Wirbelsäule abzustützen. Kommt es zudem zu einseitigen Belastungen, sind Schmerzen vorprogrammiert. Sie können viel tun, um solchen Störungen vorzubeugen. Hier ein paar Tipps:

- Langes Sitzen schadet! Stehen Sie deshalb, wenn möglich, einmal pro Stunde auf.
- Lassen sich gewisse Tätigkeiten auch im Stehen ausführen? Vielleicht können Sie einen höhenverstellbaren Schreibtisch anschaffen. Für Laptops gibt es flexible Laptopständer für den Tisch, die zumindest dafür sorgen, dass beim Sitzen der Kopf nicht immer nach unten hängt. Noch besser ist ein externer Bildschirm.
- Spezielle Luftpolsterkissen, die auf den normalen Stuhl aufgelegt werden, führen zu einem dynamischen Sitzen, da sich die Position des Beckens ständig verändert. Gleiches gilt für große Gymnastikbälle, die als Stuhl verwendet werden können.
- Einfachste Maßnahme bei langem Sitzen ist jedoch: Einfach ab und zu den Stuhl umdrehen, so dass Sie in Richtung Rückenlehne sitzen. Dabei sind die Beine gespreizt, die Dehnung wirkt positiv auf die Hüftbeugemuskulatur (Adduktoren) und damit auf die Stellung des Beckens und der Lendenwirbelsäule. Der Oberkörper kann an der Lehne aufliegen und sich entspannen – so weit dies bei Ihrem Stuhl möglich ist.
- Wenn Sie einen Stuhl mit Armlehnen haben, dann können Sie sich von Zeit zu Zeit mit gestreckten Armen auf die Armlehnen stützen, wie auf einem Turnbarren, so dass die Wirbelsäule locker hängt. Leicht vor und zurück pendeln.
- Eine andere, ebenso einfache Maßnahme, immer wieder zwischendurch etwas für die Wirbelsäule zu tun, ist, ganz bewusst auf die Haltung zu achten. Stellen Sie sich im Stehen oder Sitzen vor, dass ein

Faden am Kopf Sie wie bei einer Marionette leicht nach oben zieht. Weiter sollten im Stehen Ohr, Schultergelenk (ist meist vorgeschoben), Hüfte und Fußknöchel eine senkrechte Linie bilden. Die Füße sind idealerweise hüftbreit aufgestellt, die Knie minimal gebeugt.

Beugen Sie Rückenschmerzen vor: Stehen Sie ab und zu auf, wechseln Sie immer wieder Ihre Position, achten Sie bewusst auf Ihre Haltung im Stand und richten Sie Ihre Wirbelsäule aus.

Behandlung von Rückenschmerzen

Meist schaffen wir es nicht, Beschwerden vorzubeugen, und setzen gute Ratschläge erst um, wenn wir schon Schmerzen haben. Aus dem Spektrum der Naturheilkunde gibt es dazu einige Maßnahmen.

Feuchte Wärme tut in aller Regel bei Rückenschmerzen gut, da hierdurch muskuläre Verspannungen gelöst werden. Erwärmen Sie ein Kirschkernkissen (z. B. in der Mikrowelle). Umwickeln Sie es mit einem in warmes Wasser getauchten und gut ausgewrungenen Geschirrhandtuch. Zur Not tut es auch das Handtuch, gefaltet, alleine. Legen Sie sich mit dem Rücken auf eine Gymnastikmatte oder Decke auf den Fußboden. Platzieren Sie dabei das Kirschkernkissen samt Umhüllung in der schmerzhaften Region am Rücken. Legen Sie nun noch die Beine so auf einen Stuhl, dass die Hüften und die Knie jeweils im rechten Winkel gebeugt sind (Stufenlagerung). Durch die angewinkelten Beine werden die Bandscheiben optimal entlastet, die feuchte Wärme entspannt die Muskulatur nachhaltig. In der Regel reichen 10–15 Minuten aus, den Rücken wieder zu entspannen. Sie können die Wirkung der feuchten Wärme noch durch die Einnahme von

Magnesium, wie unter dem Stichwort Kopfschmerzen beschrieben, unterstützen!

In seltenen Fällen ist Wärme eher unangenehm und verschlimmert die Schmerzen. Das ist das Leitsymptom des homöopathischen Arzneimittels Gelsemium. Nehmen Sie dann **Gelsemium D6**, bis zu stündlich 5 Tropfen oder Globuli. Lassen Sie die Beschwerden in Richtung Bandscheibenvorfall bitte vom Arzt abklären.

Sehr praktisch und bewährt sind auch **Nadelreizmatten** bzw. **Akupressurmatten**. Bei Rücken- oder Nackenschmerzen wird empfohlen, sich mit dem schmerzenden Bereich auf diese Matte zu legen. Die Matte wird auf eine möglichst feste Unterlage gelegt, der Körper wird dann langsam auf der Matte abgelegt, so dass der schmerzende Bereich darauf zum Liegen kommt. Die Anwendung kann für 15–30 Minuten durchgeführt werden. Manche Nutzer schlafen auf diesen Matten auch ein.

Entlasten Sie Ihre Wirbelsäule: Legen Sie sich in Stufenlage auf den Boden, nützen Sie die entspannende Wirkung der feuchten Wärme und der Nadelreizmatte.

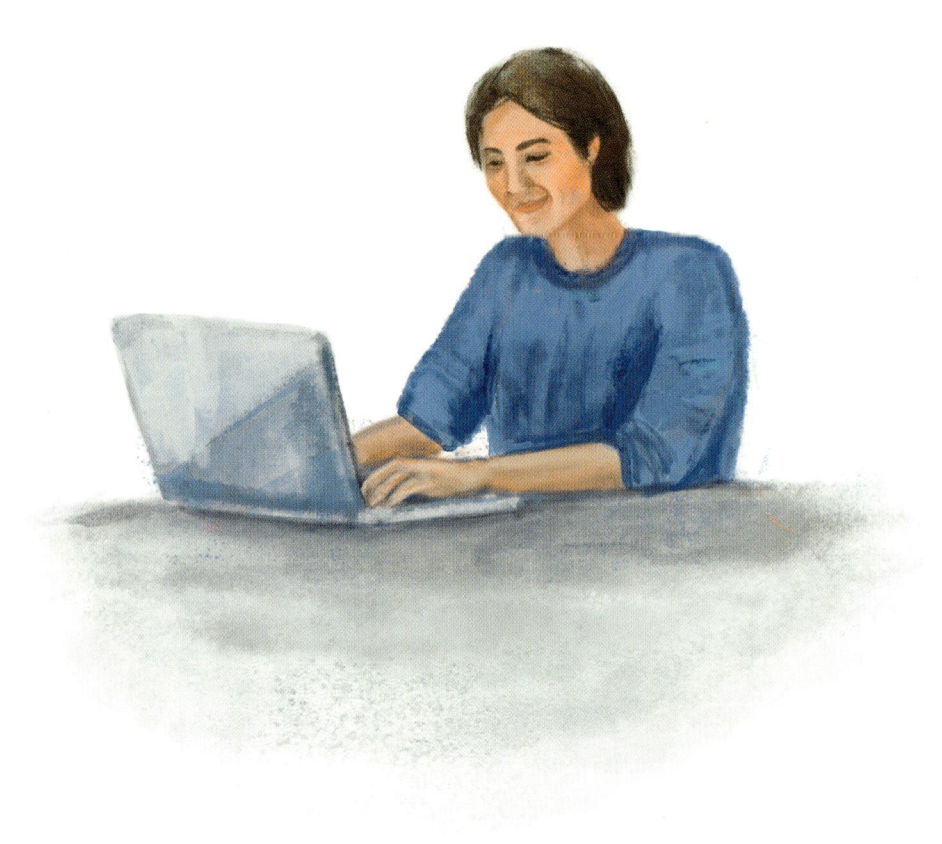

Die Fallstricke des Home-Office

Einerseits schon verlockend, das Home-Office, kein nerviger Arbeitsweg zum Büro, sich im Schlafanzug an den Rechner setzen, in Ruhe arbeiten, nach selbst gewähltem Rhythmus, während eines Meetings schnell die Bügelwäsche erledigen oder das Essen vorbereiten. Andererseits wird wohl in kaum einer Wohnung ein höhenverstellbarer Tisch nebst ergonomischem Bürostuhl zur Verfügung stehen, und in Zeiten von Lock-Down konkurrieren dann die anderen Familienangehörigen mit um den besten Arbeitsplatz. Der heimische Internetzugang kommt schnell an seine Grenzen, und der leidige Kollegen-Flurfunk wird durch den zu bespaßenden Nachwuchs abgelöst. Rückzug ist kaum möglich. Jetzt wird die Stimmung schnell explosiv.

Hinzu kommt, dass an allen Ecken Ablenkungen lauern, denen man nur allzu gerne nachgibt. Schließlich ist man ja frei, und mit den fallenden Hemmungen steigt zu allem Überfluss das Gewicht, frei nach dem Spruch: „Wie lange bist Du schon im Home-Office? Drei Kilo."

Das Zauberwort aus der Naturheilkunde lautet hier „Ordnungstherapie": Geben Sie sich (und Ihrer Familie) eine äußere und innere Home-Office-Struktur. Rituale können dabei nützlich sein. Überlegen Sie sich, ob folgende Ideen für Sie in Frage kommen:

- Verfassen Sie im Gespräch mit Ihren Angehörigen, zum Beispiel beim Sonntag-Mittag-Kaffee, eine Haus-/Wohnungsordnung. Lassen Sie diese von allen unterschreiben und hängen sie gut sichtbar auf, etwa an die Kühlschranktür. In dieser Hausordnung können Sie all die Dinge regeln, die in der Vergangenheit schon zu Streit geführt haben und die Sie von Ihrem Home-Office ablenken würden.
- Nehmen Sie sich einen Augenblick und überlegen, zu welchen Tageszeiten Sie besonders kreativ sind und effektiv arbeiten können. Dies sollte Ihre Kernarbeitszeit sein (sofern mit dem Arbeitgeber vereinbar).

- Arbeiten Sie mit einem Laptop, kann eine externe Tastatur auf einem Knietablett die Sitzhaltung verbessern.
- Markieren Sie Ihren Home-Office-Platz, wenn Sie arbeiten, sei es durch Flatterband, eine Blume, den Wäscheständer oder eine Getränkekiste.
- Stellen Sie, wenn Sie arbeiten, ein Schild auf. „Bitte nicht stören", „Zutritt verboten" oder eine Ampel, die rot zeigt, sind mögliche Motive. Auch Ampelmännchen in den Farben rot und grün eignen sich, um Ihren Beschäftigungsstatus zu zeigen.
- Richten Sie regelmäßige „Sprechzeiten" für Ihre Familienmitglieder ein (Hausordnung).
- Ziehen Sie ein Kleidungsstück an, das nur für das Home-Office reserviert ist, quasi Ihre Arbeitsuniform. Auch damit wirken Sie nach innen und außen.
- Zur Arbeitsvorbereitung gehört auch festzulegen, was am Tag das Wichtigste ist, was in jedem Fall erledigt werden muss. Hier ist ein Bild hilfreich: Stellen Sie sich vor, Sie müssten eine Bodenvase mit dickeren Steinen, kleinen Kieselsteinen und Sand komplett befüllen. Das wird nur funktionieren, wenn Sie zuerst die größeren Steine einsortieren, dann die Kieselsteine und zum Schluss den Sand in die Lücken rieseln lassen. Viele Menschen neigen bei dieser Denkaufgabe dazu, mit dem Sand zu beginnen, der dann buchstäblich zum Sand im Getriebe der Arbeit wird. Fragen Sie sich also bei Ihrer morgendlichen To-do-Liste, was die dicken Steine sind, und die werden als erstes erledigt. Übrigens zählen auch die Dinge, die Sie ungern tun, automatisch als dicke Steine, als besonders dicke sogar!
- Gehen Sie in jeder Arbeitspause bewusst an einem Spiegel in Ihrer Wohnung vorbei und lächeln Sie sich zu. Das beugt Einsamkeitsgefühlen vor, da das Gehirn die Person im Spiegel als fremd wahrnimmt – und gute Laune ist ja bekanntlich ansteckend.

- Fühlen Sie Ärger in sich aufsteigen, weil all Ihren Bemühungen zum Trotz eine unerwartete Störung nach der anderen Sie aus der inneren Mitte bringt, dann ist ein Jin Shin Jyutsu-Griff hilfreich, den Friedl Weber in ihrem Buch „Ohne Druck durch's ganze Jahr" empfiehlt: Umfassen Sie locker den Mittelfinger, den Sie spontan jemandem zeigen (wollen), der Sie geärgert hat, etwa im Straßenverkehr, mit der anderen Hand so lange, bis Sie spüren, dass die innere Ruhe wiederkommt.
- Wenn einem etwas misslingt, ist man schnell geneigt zu fluchen – „Scheibenkleister!" zum Beispiel. In diesem Wort steckt ein Atemtherapie-Mini, das Sie auch in belastenden (Home)-Office-Situationen anwenden können: Sie beschränken sich auf die ersten drei Buchstaben, also „S - C - H". Sprechen Sie zuerst das S als scharfes „s" (also „ß") aus: Atmen Sie tief ein und zischen beim Ausatmen zunächst das „ß", mit abnehmendem Atemstrom dann „sch" und zum Schluss hauchen Sie „h" (die Beschreibung ist komplizierter als der Vorgang). Nach ein bis drei Anwendungen sollten Sie spüren, dass sich im Kopf etwas tut, so ähnlich wie ein leichter Schwindel. Dann folgt der zweite Teil dieser Atemübung: Einatmen und beim Ausatmen den Buchstaben „i" summen, und zwar so, dass er im Brustkorb zu spüren ist (nicht im Kopf). Das „i" steht für ich und führt in die innere Mitte zurück. Sie können den zweiten Teil verstärken, indem Sie die Hände in die Hosentaschen stecken, so dass die Handflächen auf der Leistenregion zu liegen kommen.
- Zwei homöopathische Arzneimittel können Sie durch die Home-Office-Phasen begleiten: Natrium carbonicum ist angezeigt, wenn Sie unter KoNaSchu leiden, wie es in einer Schmerzmittel-Werbung heißt, also Kopf-Nacken-Schulterschmerzen. Dazu kommen immer wieder Phasen von Frustessen und ein ständiger Süß-Hype. Lassen Sie 2 x tgl. 1 Tbl. Natrium carbonicum D6 im Mund zergehen.

- Ignatia eignet sich bei Migräne-Kopfschmerzen und Schlafstörungen als Reaktionen auf die Home-Office-Situation, und wenn Sie alles unglaublich und unbegreiflich finden, was da abgeht, und Sie die Welt nicht mehr verstehen. Nehmen Sie Ignatia D12, 2 x tgl. 3 Globuli über 10 Tage, dann 4 Wochen Einnahmepause, dann 1 x tgl. 3 Globuli bei Bedarf.

Resümee:
Der gesundheitsfreundliche Arbeitstag

Wie sieht, nach dem bisher Genannten, ein optimaler Arbeitstag aus? Der Wecker klingelt – rechtzeitig genug, um sich eine viertel Stunde persönliche Gesundheitspflege zu gönnen und anschließend gut zu frühstücken.

Vielleicht duschen Sie sich warm, vielleicht waschen Sie sich am Waschbecken. In beiden Fällen jedoch schließt eine kurze kalte Abwaschung des Oberkörpers oder sogar eine kurze kalte Dusche die Prozedur ab. Bevor Sie sich anziehen, bürsten Sie sich mit einer Sisalbürste schwungvoll Arme, Beine, Bauch und Gesäß. Das kalte Wasser hat die Durchblutung bereits angeregt, das Bürsten der Haut unterstützt diesen Prozess, was Sie daran erkennen, dass die Haut rot und warm wird. Nun ziehen Sie sich an und machen im besten Fall 10 Kniebeugen. Jetzt wird in aller Ruhe gefrühstückt. Nehmen Sie sich dafür Zeit, und essen Sie sich satt: Das Frühstück wird von Ernährungswissenschaftlern als die wichtigste Mahlzeit des Tages angesehen.

Einige Zeit später sitzen Sie an Ihrem Arbeitsplatz, links das Schälchen mit Obst, rechts vielleicht eine Tasse Kaffee, dazu ein Glas Wasser.

Sie arbeiten eifrig und motiviert, haben aber eine Uhr gestellt oder Ihren Computer programmiert, dass er Sie alle zwei Stunden an eine kurze Pause erinnert. In der ersten Pause führen Sie die 5-Minuten-Entspannung durch, in der zweiten Pause machen Sie einen kleinen Rundgang, räkeln und strecken sich, achten dabei einmal ganz bewusst auf Ihren Stand und lockern Ihre Schulter- und Nackenmuskulatur durch gezielte Übungen.

Zum Mittagessen denken Sie daran, sich eine größere Portion Gemüse zu nehmen. Nach dem Essen folgt ein 10–15-minütiger Spaziergang.

Zurück am Arbeitsplatz steht nun vielleicht noch eine Tasse Kaffee an, wieder mit einem Glas Wasser. Danach steigen Sie jedoch um auf grünen oder Rooibush-Tee, auf heißes oder kaltes Wasser, letzteres vielleicht mit einem Schuss Zitrone oder etwas Obstsaft. Und auch am Nachmittag denken Sie an die kleinen Pausen, schauen wie bereits am Vormittag immer wieder aus dem Fenster. Wenn Sie schlapp sind, halten Sie Ihre Unterarme unter kaltes Wasser und werden so wieder frisch.

Der Arbeitstag ist zu Ende. Vielleicht steigen Sie auf Ihr Fahrrad, vielleicht laufen Sie zu Ihrem Auto, das Sie ganz bewusst morgens einige hundert Meter weiter weg geparkt haben, um jeden Tag ein wenig Bewegung zu bekommen.

Abends zu Hause ist Zeit zu entspannen und eine Pause einzulegen. Dies kann wieder die 5-Minuten-Entspannung nach Benson sein, vielleicht wollen Sie aber auch lieber einmal die Beine hochlegen und so eine kurze Entlastung für Ihren Rücken schaffen. Und richtig loslassen, innerlich abschalten von den Anforderungen des Berufes.

Später, wenn der Tag zu Ende geht, wäre da noch die Anregung: Machen Sie einen kleinen Gang um den Block, lüften Sie einmal gut durch und – falls der Schlaf sich gar nicht einstellen möchte – massieren Sie Ihre Fußsohlen.

Literaturempfehlungen aus dem KVC Verlag

Michael Elies: Stark, gelassen, stabil – Naturheilkunde für das Immunsystem. Essen 2021

Thomas Rampp, Annette Kerckhoff: Wasser, Wickel, Wechseldusche – Kneipp für zuhause. Essen 2021

Selbsthilfe – Die kleine Buchreihe Was tun bei …

Romy Lauche, Holger Cramer, Thomas Rampp: Nackenschmerzen – Naturheilkunde und Selbsthilfe. Essen 2019

Michael Elies, Annette Kerckhoff: Schmerzen – Akupressur, Homöopathie und Naturheilkunde. Essen 2019

Michael Elies, Annette Kerckhoff: Schlafstörungen – Selbsthilfe und Schlaftypen. Essen 2020

Kochen für mehr Gesundheit – Naturheilkunde für zuhause

Sigrid Bosmann, Anna Paul: Vegetarisch vollwertig kochen – Leichte und genussvolle Gerichte. Essen 2021

Annette Kerckhoff, Marcusine Gutjahr: Küchenkräuter. Essen 2020

Annette Kerckhoff, Inga Knaub: Wickel, Auflagen, Kompressen. Essen 2016

Gisela Hillert: Ätherische Öle – Duftende Begleiter für Gesundheit und Wohlbefinden. Essen 2018

Annette Kerckhoff: Die Heilkraft der Gewürze. Essen 2017

Annette Kerckhoff: Tee zum Heilen und Genießen. Essen 2018

Der Autor

Dr. Michael Elies, bis Ende 2019 in eigener Praxis als Facharzt für All-gemeinmedizin, Naturheilverfahren, Akupunktur und Homöopathie niedergelassen, ist seit vielen Jahren Mitglied des Vorstandes und beratender Arzt von Natur und Medizin. Er war von 1989–2019 Lehrbeauftragter für Geschichte und Entwicklung der Homöopathie an der Heinrich-Heine-Universität Düsseldorf und langjähriger Dozent der Deutschen Ärztegesellschaft für Akupunktur, von der er 1989 den Dr. Bachmann-Preis erhielt. Dr. Elies ist seit 1991 Mitglied der Arzneimittelkommission D beim BfArM (früher BGA) Bonn. Er ist Autor zahlreicher Fachbücher und Ratgeber

Die Autorin

Dr. Annette Kerckhoff, BSc Komplementärmedizin und European Master of Health Promotion ist seit fast drei Jahrzehnten auf die laienverständliche Vermittlung von Gesundheitswissen und Selbsthilfemaßnahmen spezialisiert. Sie hat zahlreiche Ratgeber und Patienteninformationen geschrieben und über die Pionierinnen der Naturheilkunde geforscht. An der DHGS (Deutsche Hochschule für Gesundheit und Sport) baut sie den Studiengang Medizinpädagogik auf.

Natur und Medizin e.V. – Eine starke Gemeinschaft

Ob Pflanzenheilkunde, Homöopathie oder Blutegeltherapie – die Komplementärmedizin ist sehr vielseitig. Antworten darauf, welche Therapieverfahren bei welchen Krankheiten helfen, gibt NATUR UND MEDIZIN. Der Verein und seine Mitglieder unterstützen die Carstens-Stiftung in ihrem Auftrag, die Naturheilkunde und Homöopathie wissenschaftlich zu erforschen. Das Ziel ist eine Integrative Medizin, in der moderne Erkenntnisse und traditionelles Wissen, Hochschulmedizin und Naturheilkunde keine Gegensätze, sondern gleichberechtige Akteure sind.

Der Auftrag von NATUR UND MEDIZIN ist es, die Bevölkerung fundiert zu informieren, so dass immer mehr Menschen davon profitieren können. Die Mitgliederzeitschrift Natur und Medizin bietet neben aktuellen Berichten zur Komplementärmedizin auch eine Vielzahl praktischer Selbsthilfetipps. Ein exklusives Ratgeberangebot und Bücher aus dem eigenen Verlag liefern ausführliche Informationen zu bestimmten Krankheiten und deren Therapiemöglichkeiten.

Helfen Sie mit, Naturheilkunde und Homöopathie zu fördern und zu erhalten! NATUR UND MEDIZIN ist auf Ihre Unterstützung angewiesen: Mit Ihren Mitgliedsbeiträgen, Buchkäufen und Spenden finanziert NATUR UND MEDIZIN wichtige Forschungsprojekte, bezieht Stellung und berät Patienten unabhängig.
Werden Sie Mitglied, spenden Sie für die Komplementärmedizin, empfehlen Sie uns weiter!

Weitere Informationen erhalten Sie unter:
NATUR UND MEDIZIN e.V., Am Deimelsberg 36, 45276 Essen, Telefon: 0201/56305 70, www.naturundmedizin.de |
www.kvc-verlag.de | www.carstens-stiftung.de

Weitere Bücher aus der Reihe

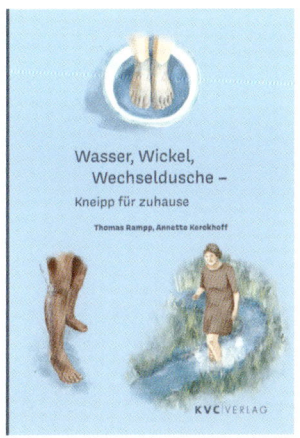

Wasser, Wickel, Wechseldusche
Kneipp für zuhause
Thomas Rampp, Annette Kerckhoff
57 Seiten, KVC Verlag 2021

Mit gezielten Wasseranwendungen Abwehr stärken, Schmerzen lindern, das Wohlbefinden fördern.

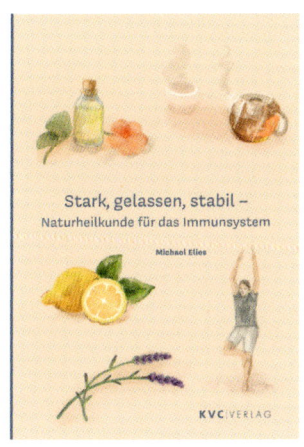

Stark, gelassen, stabil –
Naturheilkunde für das Immunsystem
Michael Elies
57 Seiten, KVC Verlag 2021

Selbsthilfemaßnahmen für die stabile Abwehr kombiniert mit Maßnahmen aus der Naturheilkunde.